DES

ÉCOULEMENTS URÉTRAUX

(EXAMEN CLINIQUE)

PAR

Le Dr E. REGNAULD

ANCIEN PROSECTEUR A LA FACULTÉ

PARIS

ASSELIN ET HOUZEAU

LIBRAIRES DE LA FACULTÉ DE MÉDECINE

PLACE DE L'ÉCOLE DE MÉDECINE

—

1900

DES

ÉCOULEMENTS URÉTRAUX

(EXAMEN CLINIQUE)

DES

ÉCOULEMENTS URÉTRAUX

(EXAMEN CLINIQUE)

PAR

Le Dr E. REGNAULD

ANCIEN PROSECTEUR A LA FACULTÉ

PARIS

ASSELIN ET HOUZEAU

LIBRAIRES DE LA FACULTÉ DE MÉDECINE

PLACE DE L'ÉCOLE DE MÉDECINE

1900

CORBEIL. — IMPRIMERIE ÉD. CRÉTÉ.

Chargé par mon maître et ami le Dr Bazy de sur-
veiller le traitement des malades de sa policlinique
de Beaujon et appelé à exercer les élèves à l'examen
des nouveaux, j'ai pu constater que, bien souvent,
faute de méthode dans l'interrogatoire et dans l'exploration clinique, des particularités intéressantes leur
échappaient. C'est pour faciliter cette besogne aux
jeunes, que j'ai cherché à construire un cadre d'interrogatoire, en utilisant largement les conseils de
mon maître, dont on retrouvera à chaque instant
l'inspiration dans le courant de ce travail.

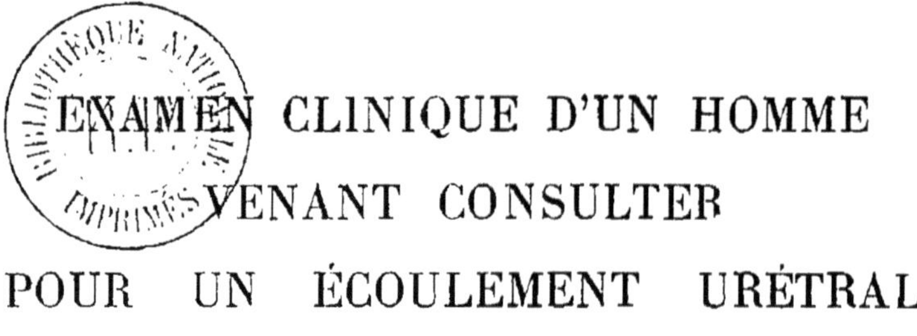

EXAMEN CLINIQUE D'UN HOMME

VENANT CONSULTER

POUR UN ÉCOULEMENT URÉTRAL

DES ÉCOULEMENTS URÉTRAUX

L'aspect général du malade et son attitude donnent des renseignements pouvant mettre sur la voie du diagnostic et influencer le pronostic et la nature du traitement.

Age. — En face d'un sujet très jeune, on pensera, soit à une balano-posthite causée par une malformation de l'orifice préputial ou par l'absence de tout soin hygiénique, soit à de la tuberculose des voies génitales. Très exceptionnellement, on aura affaire à un écoulement symptomatique d'un chancre ou d'une infection gonococcique de l'urètre. La présence d'un calcul ou d'un corps étranger dans l'urètre peut déterminer un écoulement.

Chez le vieillard, bien que la blennorragie s'attrape à tout âge, on songera à une balano-posthite d'origine diathésique, ou au réveil de vieilles lésions infectieuses de l'urètre, ou à de la cystite ayant déterminé secondairement de l'urétrite.

Antécédents. — Pendant l'enfance, l'incontinence d'urine ou d'autres manifestations d'une faiblesse du sphincter prédisposent à une facile invasion de l'urètre profond, en cas de blennorragie. Des pollakiuries, des hématuries passagères sont souvent des signes prémonitoires de tuberculose génito-urinaire. Bien que celle-ci puisse rester fort longtemps à l'état de lésion locale, un aspect pâle, amaigri, les stigmates des prédisposés à la tuberculose, devront faire songer à une origine diathésique ou à une transformation bacillaire d'un écoulement primitivement blennorragique.

Aspect général. — La cachexie urinaire survenant chez les malades atteints de complications urétéropyélitiques se manifeste par des symptômes qui sont presque toujours les mêmes : perte de l'appétit et surtout dégoût de la viande — état saburral de la langue, soif vive — peau chaude et sèche au toucher — élévation de la température tous les soirs.

Les lymphatiques, anémiques, arthritiques

ont souvent des chaudepisses d'une durée
infinie, quel que soit le traitement employé.
Chez les rhumatisants, la blennorragie se com-
plique très facilement d'orchite, de prostatite,
de cystite, et devient très fréquemment chronique. Enfin, chez certains sujets, la blennorragie se présente avec tous les caractères d'une
maladie infectieuse généralisée.

I

INTERROGATOIRE

1° Le malade est-il marié ou dans une situation
analogue ? Depuis combien de temps ? A-t-il eu
des accidents urétraux avant son mariage ? —
Telles sont les premières questions à poser.
Elles décideront la façon dont on conduira l'interrogatoire, feront énoncer le diagnostic avec
plus ou moins de fermeté et dicteront un traitement compatible avec la situation du malade.

Le client n'est-il ni marié, ni dans une situation analogue ?

En lui annonçant qu'il a une blennorragie,
on ne fait que lui révéler le plus souvent une
nouvelle dont il se méfiait lui-même, et rien ne
l'empêchera de suivre dans sa rigueur le traitement opportun. On sera dans les mêmes conditions si le malade fait remonter de lui-même le
début des accidents actuels à une période antérieure à son mariage.

Les difficultés commencent quand le malade marié, ou comme tel, n'avoue pas que le début des accidents coïncide avec une infidélité de sa part. Si, en effet, on ne peut lui prouver qu'il a une rechute d'une affection datant de plus loin que son union, on fera soupçonner une innocente, ou on dénoncera une coupable, rôle que le médecin doit éviter également. En outre, l'application du traitement se trouvera entravé des questions de secret difficile à garder envers la femme; il faudra accepter bien des irrégularités, et annoncer de suite au patient le rôle qu'elles jouent dans le prolongement de ces accidents, et le danger qu'elles font courir à l'autre conjoint.

2° **On fait déshabiller le malade,** c'est-à-dire abaisser son pantalon ou même le retirer, ce qui permettra ultérieurement de ne pas le salir ni le mouiller en lavant l'urètre et en pratiquant le toucher rectal. **On le fait ensuite étendre** sur un lit assez haut pour que l'on puisse, sans se courber, pratiquer les manœuvres qui seront tout à l'heure nécessaires. Sous les fesses, on aura soin de glisser un coussin court et étroit destiné à relever le bassin, en même temps que les jambes seront légèrement fléchies et écartées.

3° Examen de la chemise du malade. —
On s'informe d'abord du moment où elle a été
mise pour la première fois. Les taches faites sur
le linge sont toujours plus teintées au centre
qu'à la périphérie ; d'après leur coloration on
peut prévoir celle de l'écoulement : en effet, un
écoulement jaune fait des taches vertes ; un
écoulement blanc, teinte en jaune ; un écoulement opalin laisse des taches blanches ; enfin
un écoulement incolore se manifeste par des
taches empesées. Une chemise portée par le
malade depuis quelques heures seulement,
mouillée sur un espace large comme la main,
ou traversée sur plusieurs épaisseurs, indique
un écoulement suraigu. Si la tache est rouge au
centre, avec teinte rosée à la périphérie, on est
en présence d'une forme à réaction congestive,
excessive, avec exsudation sanguinolente. Quelques taches isolées, la plupart séchées, pro-
viennent d'un écoulement à sa période de
déclin, ou chronique. — Un écoulement formant
sur le linge des taches petites, circulaires, isolées,
ou en zone policyclique, provient des glandes de
Méry ; s'il laisse des taches assez grandes à
bords irréguliers, festonnés, c'est qu'il est dû
à une prostatite.

4°. **Pourquoi le malade pense-t-il être atteint d'un écoulement urétral?** — Les uns ont constaté l'existence d'une sécrétion anormale, se montrant au méat d'une façon continue, et tachant la chemise ; d'autres ont constaté, tous les matins, l'existence d'une goutte épaisse, opaque, et n'ont rien vu le reste de la journée. Quelques-uns ne peuvent faire un écart de régime, endurer une fatigue, ou se livrer au coït, sans voir reparaître un peu d'écoulement indolore pendant trois ou quatre jours. D'autres disent qu'en allant aux cabinets ils voient apparaître au méat une ou plusieurs gouttes de liquide épais, transparent : ceux-ci sont des malades atteints de prostatorrhée, ayant probablement son origine dans une prostatite blennorragique. D'autres sont tourmentés par des éjaculations nocturnes, se répétant à des intervalles très rapprochés ; les pertes séminales se produisant avec cette fréquence, et en dehors de toute cause physiologique, constituent la spermatorrhée, ayant pour origine une irritation de l'urètre prostatique. Certains malades n'éjaculent pas au dehors, d'une façon régulière ou intermittente ; chez ceux-ci une déviation de l'orifice prostatique des conduits éjaculateurs envoie le sperme dans la vessie.

Les malades atteints d'inflammation chronique de la prostate sans lésions concomitantes des vésicules accusent assez souvent des douleurs au moment de l'éjaculation. Certains malades éprouvent des douleurs au moment de l'éjaculation sans avoir de lésions du canal urétral. On trouve chez eux un varicocèle douloureux.

D'autres, enfin, attribuent à un écoulement urétral des sensations de cuisson, de brûlure, qu'ils éprouvent dans le canal pendant ou en dehors des mictions, bien qu'ils n'en aient jamais constaté *de visu* l'existence : ce sont des pseudo-urinaires (nerveux, hypocondriaques, ou arthritiques à urines hyperacides).

5° Le malade a-t-il eu d'autres écoulements? — Si la réponse est affirmative, il faut rechercher à quelle date ils remontent? dans quelles conditions ils se sont produits? combien de temps ils ont duré? de quels symptômes fonctionnels ils se sont accompagnés? comment ils ont été soignés?

La réponse à ces questions permettra de fixer le pronostic de durée, les complications à craindre et le mode de traitement à employer.

Si la première blennorragie est de date ancienne, remontant au moins à sept ou huit ans, si elle a été compliquée d'accidents de la corde et d'urétrorragie, si elle a duré longtemps, surtout si elle a été suivie d'une longue période de goutte militaire, il y a des présomptions de rétrécissement, mais alors le malade accuse quelques symptômes qui effacent le reste.

Les conditions dans lesquelles les blennorragies successives sont apparues, permettent de distinguer les infections nouvelles de simples rechutes d'une infection chronique sous l'influence de causes telles qu'excès de coït, de boisson, équitation, ou bicyclisme.

6° Le malade a-t-il eu à ses blennorragies antérieures des accidents d'orchite, cystite, prostatite? — L'existence de ces complications fera soupçonner des lésions plus profondes, plus étendues, et surtout mettra en garde contre une tendance très accusée à la répétition de ces accidents dans l'état présent.

7° Quels traitements le malade a-t-il suivis? — D'après le traitement suivi, on se fera une idée de l'intensité des accidents, de la durée de l'infection, enfin de la connexité avec certaines complications qui doivent lui être attribuées.

Une blennorragie qui a cédé à un court traitement par les balsamiques et quelques injections anodines, n'a pas dû laisser derrière elle des lésions accusées de la paroi urétrale ; au contraire, en dehors de toute tare constitutionnelle, si la maladie a longtemps résisté à un traitement bien fait, on trouvera des lésions de rétrécissement ou ces plaques de dégénérescence scléreuse qui en sont le premier degré. Enfin, certains traitements, tels que : injections de liquides caustiques, ruptures de la corde, ont pu être la cause des complications signalées par le malade à ses blennorragies précédentes.

Certains malades affirment d'abord n'avoir point eu de blennorragies antérieures. On ne négligera pas de contrôler cette assertion qui n'a qu'une valeur relative dans leur bouche, et leur parler d'échauffement, d'écoulement. Tel malade qui décore du titre anodin d'échauffement de véritables écoulements, qui affirme n'avoir jamais eu de chaudepisse, reconnaîtra avoir eu, à plusieurs reprises, des écoulements ayant parfois duré longtemps, mais ne l'ayant pas fait souffrir, et n'ayant pas entravé son existence.

Enfin, tel autre affirme n'avoir jamais eu de rapports qu'avec des personnes sûres et dont il se porte garant. On connaît la valeur de cette affirmation.

8° L'écoulement est-il le premier? — Combien de jours, après un coït suspect, est-il apparu?

Les accidents débutent généralement du quatrième au sixième jour après le coït suspect. Un écoulement apparu plus tôt ou plus tard doit attirer votre attention, car il a presque toujours son origine dans le réveil d'un écoulement antérieur mal guéri. Un écoulement survenant en dehors de toute possibilité d'infection, et sans blennorragie antérieure, fera toujours soupçonner la tuberculose.

Des malades très sincères, et n'ayant jamais eu de blennorragie antérieure sont dans l'impossibilité de répondre, quant à l'étiologie de leurs accidents. Ils avaient des rapports fréquents avec la même femme, et étaient restés indemnes, quand un jour ils constatèrent un écoulement. Ce sont des réveils aigus, parfois d'une très courte durée, d'une blennorrhagie qui, par des causes diverses, s'est réchauffée, a réinoculé l'avant-canal et a contaminé le malade.

Enfin des malades, ayant eu antérieurement

la chaudepisse, qui n'a laissé comme trace chez eux qu'une goutte matinale passant inaperçue à leurs yeux, infectent une femme indemne; les gonocoques redeviennent virulents sur ce terrain nouveau, et peuvent redonner des accidents suraigus au contaminateur.

9° L'écoulement est ancien. — Date-t-il de quelques semaines, de quelques mois, de quelques années? L'écoulement est-il aigu? Est-il en voie d'accroissement ou de diminution? L'écoulement est-il chronique? Est-il continu, intermittent pendant les 24 heures? A quels moments de la journée? Sous quelles formes? Disparaît-il pendant des jours et des semaines pour reparaître ensuite? Quelle intensité présentent ces réapparitions? Sous quelles influences celles-ci se font-elles?

10° Quels phénomènes fonctionnels le malade éprouve-t-il ? — Dans l'urétrite aiguë, les malades accusent dans le canal, et surtout au méat, une sensation de chaleur, de cuisson, de brûlure, de chatouillement; quelques-uns sentent une goutte de liquide qui traverse le canal dans une sorte d'éjaculation spontanée, se faisant à intervalles éloignés. Les troubles douloureux permettent d'éliminer, comme cause de l'écoulement, la balano-posthite, où ils n'existent jamais.

11° Le malade a-t-il des troubles de la miction? — Les troubles peuvent être de plusieurs ordres : douleur cuisante pendant toute la miction due à l'irritation de la muqueuse, difficulté pour expulser les premières gouttes d'urine, tenant à ce que les lèvres du méat sont collées par le liquide sécrété. Si la muqueuse congestionnée, gonflée, diminue considérablement la lumière du canal, le malade est obligé de faire des efforts pendant toute la durée de la miction pour vaincre cette résistance. Un rétrécissement nécessite également un effort pendant toute la durée de l'expulsion. Les malades atteints d'hypertrophie prostatique sont souvent atteints de miction retardée. Malgré l'envie vive d'uriner, ils n'arrivent à expulser les premières gouttes d'urine qu'un certain temps après le début des efforts, qui sont variés et quelquefois assez violents pour déterminer des accidents secondaires (hernies, hémorroïdes, etc.). L'existence d'un abcès prostatique peut aussi gêner l'émission des urines. La douleur à la fin de la miction, les envies impérieuses d'uriner sont provoquées par la cystite.

12° A quelle période en est l'écoulement ? — Une simple chaleur en urinant — des chatouillements ou picotements dans le canal — une légère goutte opaline amenée par la pression du méat qui colle à la chemise : *tel est le mode de début dans les premières heures* ; mais certains malades récidivistes ne s'aperçoivent que de l'écoulement du méat, sans éprouver de cuisson en urinant.

L'écoulement est abondant : il augmente d'une miction à l'autre ; il est mou, filant, épais, jaune, vert, franchement purulent. La miction est piquante et même très cuisante : c'est *la période d'augmentation*.

L'écoulement coule presque goutte à goutte du méat et tache abondamment la chemise du malade ; il est verdâtre, très abondant. La miction est très douloureuse, et il y a, la nuit, des érections douloureuses très fréquentes : *c'est la période d'état*.

La miction devient moins douloureuse ; les érections moins fréquentes, l'écoulement est moins abondant, moins épais, moins purulent, moins visqueux, moins filant ; il redevient grisâtre, puis incolore. *C'est un écoulement aigu en voie de décroissance et pouvant être déjà ancien.*

A côté de cette forme aiguë, il y a la forme subaiguë d'emblée, caractérisée par peu de phénomènes subjectifs, un écoulement léger et à peine purulent (*échauffement des malades*) ; les lèvres du méat sont collées et quelquefois recouvertes de croûtes desséchées ; le suintement est constant ; le malade tache légèrement son linge, il a une grosse goutte au méat le matin ; il n'y a pas de douleur à la miction, pas d'érection douloureuse, *c'est un écoulement subaigu chronique* (ou *goutte militaire*).

Le malade rend quelques gouttes dans la journée, tantôt jaunes, tantôt laiteuses, tantôt grisâtre et visqueuses ; ou bien, en écartant les lèvres du méat, on voit sourdre une petite quantité de sérosité. *C'est un écoulement chronique de la région anté-sphinctérienne de l'urètre et quelquefois aussi de l'arrière-canal.*

En dehors de tout coït suspect, sous l'influence d'un écart de régime (boisson), d'une fatigue (voyage en chemin de fer, exercice violent), quelquefois sans cause, le malade a vu apparaître un écoulement assez abondant, sans douleurs, sans phénomènes inflammatoires, qui dure trois à quatre jours, et s'accompagne d'une grosse goutte quand le malade reste longtemps sans uriner ; cette forme atteint presque tout de suite son apogée pour persister ensuite sans variation. *C'est la recrudescence de la blennorragie chronique localisée au bulbe.*

Chez les malades coulant déjà depuis quelque temps, surviennent spontanément, ou sous l'influence d'un écart de régime ou de traitement, des mictions un peu plus fréquentes, avec miction retardée, douleur initiale et prémictionnelle, douleur à l'expulsion des dernières gouttes d'urine, qui sont souvent teintées légèrement par le sang ; les malades accusent des érections nocturnes fréquentes avec pollutions souvent douloureuses. *C'est l'urétrite postérieure aiguë.*

Un écoulement clair, qui s'écoule goutte à goutte, d'une façon continue, provient des glandes de Cowper. Un écoulement blanc jaunâtre, de la consistance du lait, épais, assez visqueux, qui ne sort que d'une façon intermittente, par une sorte de petite éjaculation, ou qui ne se montre au méat que sous l'influence d'un effort, surtout celui de la défécation, est l'indice d'une prostatite glandulaire chronique. Si l'émission ne se fait qu'avec spasme vénérien et comme une vraie éjaculation, c'est une spermatorrhée.

13° **Le malade a-t-il rendu du sang par le méat ? A quelle période ? Dans quelles conditions ?** — Cette émission peut se faire dans des conditions et des quantités très variables : à la suite d'une érection douloureuse, d'un coït pendant la période aiguë, quelques gouttes de sang peuvent apparaître au méat ; il y a une légère rupture de la muqueuse. A la suite d'une tentative de redressement dans la chaudepisse cordée, le malade peut avoir une véritable hémorragie caractérisée par un écoulement de sang assez abondant, persistant pendant plusieurs heures, se faisant goutte à goutte et sans envie d'uriner, se reproduisant à chaque effort de miction : dans ces cas, il y a déchirure de la muqueuse et du corps spongieux sous-jacent : telles sont les deux formes les plus fréquentes de l'*urétrorragie*. Dans quelques cas, c'est à la suite d'une injection trop caustique, d'un lavage au permanganate trop fort ou trop brutal, que le malade a rendu quelques gouttes de sang au début de la miction.

Les urines peuvent être sanglantes pendant toute la durée de la miction, mais elles prennent une teinte plus accentuée à mesure qu'on approche de l'émission des dernières gouttes ;

il y a autant de sang le matin, au réveil, que le soir après la fatigue de la marche ; l'hématurie peut présenter des recrudescences sous l'influence de la fatigue de la marche : c'est l'*hématurie totale* de la cystite intense.

Le malade qui a des envies douloureuses et fréquentes d'uriner rend à la fin de la miction quelques gouttes de sang qui peut être pur : c'est l'*hématurie terminale* de la cystite du col.

14° Le malade a-t-il eu des troubles dans l'érection ou dans l'éjaculation spontanée ? — Dans les premières périodes de la blennorragie aiguë, les malades accusent, surtout la nuit, des érections fréquentes et douloureuses qui semblent provoquées par la congestion due à la réplétion de la vessie et le décubitus prolongé. Chez certains malades à accidents inflammatoires très intenses, la verge ne peut s'étendre pendant l'érection et s'infléchit : c'est la *chaudepisse cordée*. Dans la blennorragie chronique, les malades ont quelquefois des troubles douloureux de l'érection, soit que la muqueuse, chroniquement enflammée, ne se laisse distendre qu'avec douleur, soit par l'afflux brusque du sang, soit qu'il existe une bande cicatricielle qui bride la dilatation du tissu spongieux.

L'éjaculation est le plus souvent douloureuse dans la blennorragie aiguë et subaiguë et dans la blennorragie chronique, s'il existe de la prostatite. Dans la blennorragie chronique, elle est le plus souvent normale ; elle est douloureuse si un rétrécissement, même large, existe sur un urètre enflammé. Il peut y avoir quelques gouttes de sang mêlé au sperme, s'il y a *vésiculite*. Les *pollutions nocturnes* fréquentes sont sous la dépendance de l'urétrite postérieure ou prostatique.

15° Le malade éprouve-t-il des troubles du voisinage? — Il accuse des maux de reins, des tiraillements au périnée et au scrotum, vers l'anus, souvent de la constipation et des hémorroïdes. Une sensation de pesanteur très grande, des battements, du ténesme rectal avec défécation très douloureuse se rencontrent dans les cas de *complications prostatiques*. Une gêne dans le cordon, dans le testicule, peut n'être que de la névralgie ; mais il faut se méfier d'une *funicule, épididymite* au début.

16° Le malade a-t-il observé quelques modifications dans son état général? — Certains malades accusent tous les symptômes d'une affection générale, fièvre, courbature, langue sèche, anorexie persistante. Ce sont ces formes qui ont fait admettre la blennorragie comme une maladie générale ; cependant l'état général mauvais indique presque toujours l'existence d'une complication soit locale, soit à distance (*pyélite, arthrite*), etc.

S'étant ainsi renseigné par ce long questionnaire, pendant lequel le malade, bien dirigé dans ses réponses, a pu donner, sinon la certitude, du moins de fortes présomptions sur la nature de l'affection dont il est atteint, on procède à l'examen physique. Celui-ci, avec un rôle de contrôle, de vérification des documents fournis par l'interrogatoire, est indispensable dans les cas chroniques.

2.

EXAMEN DES SIGNES EXTÉRIEURS SANS INSTRUMENTS

1° **Examen du prépuce, du gland et du méat.**

a. *Le malade ne découvre pas, ou ne découvre que d'une façon incomplète.* — L'orifice est étroit, inextensible, et ne laisse que très difficilement apercevoir les lèvres du méat. Le prépuce peut être le siège d'un œdème blanc, indolore, facilement dépressible par le doigt : ce sont des phénomènes de *phimosis inflammatoire simple* ; il peut être dur, douloureux, rouge, luisant, la lèvre interne éversée en ectropion (il existe une traînée de lymphangite sur le dos de la verge) ; les ganglions inguinaux sont gros et douloureux, c'est la forme symptomatique d'une *affection chancreuse*. Le prépuce n'est pas enflammé, son orifice est très petit et mince ; la peau est mince, souple, de conformation normale, mais on ne peut apercevoir qu'à peine les lèvres du méat au centre de l'orifice préputial : c'est l'*atrésie congénitale*.

Le prépuce est très long ; son orifice non enflammé est dur, résistant, indilatable ; il est suivi d'un cordon dur, résistant, qu'on suit facilement sous l'épaisseur des téguments : c'est l'*atrésie par rétraction scléreuse* qu'on observe chez certains individus âgés, généralement arthritiques, et chez quelques diabétiques, à la suite de poussées successives de balano-posthite.

b. *Le malade découvre bien*, c'est-à-dire que son prépuce, d'une longueur modérée, à orifice large et souple, est facilement entraîné en arrière de la couronne du gland, laissant le méat et le gland bien découverts. Leur examen est ainsi facile à faire soigneusement.

Le pus est épais, jaune, à odeur très désagréable, la pression du gland détermine une douleur diffuse. Il n'y a ni douleur en urinant, ni érection douloureuse ; après un lavage vigoureux de la cavité balano-préputiale, il ne revient pas de pus par la pression de l'urètre ; la sécrétion est due à une *balano-posthite* provoquée par herpès, le manque de propreté ou un état diathésique (diabète surtout), ou à de la balanite érosive circinée.

L'écoulement est séro-muqueux, d'odeur infecte, on sent une induration limitée ; si celle-ci est douloureuse, c'est un *chancre mou* ; si elle est indolore, c'est un *chancre induré* ; s'il n'y a pas d'induration, c'est qu'il y a une éruption *papuleuse* ou *érythémateuse spécifique*.

Dans certains cas, on observe une balano-posthite existant en même temps qu'une urétrite ; il est très facile de faire le diagnostic, bien qu'on ait signalé un certain nombre de cas de blennorragie localisée dans la rainure balanique, tandis que ces cas cèdent rapidement à des lavages locaux appropriés, la blennorragie urétrale présente une durée toujours plus longue.

On peut trouver entre les deux lames du prépuce des orifices fistuleux venant s'ouvrir au niveau du frein. Ils peuvent être infectés et donner lieu à une légère suppuration. On en rencontre également dans l'épaisseur du frein et dans l'espace qui sépare la rainure du frein. Après avoir repoussé le prépuce en arrière de la couronne du gland, et vérifié s'il n'existe rien de pathologique dans la rainure et de chaque côté du frein, on contrôlera la situation du méat : celui-ci est-il placé au sommet du gland, est-il *épi* ou *hypospade*? On sait que cette dernière disposition favorise la pénétration des gonocoques dans l'urètre.

L'orifice du méat est-il large ou étroit? l'étroitesse du méat favorise la persistance de certains écoulements. Les lèvres du méat sont-elles rouges, tuméfiées, en ectropion, rétrécissant le calibre de l'orifice, séparées par un liquide jaune, verdâtre, d'aspect purulent, et s'écoulant presque incessamment en formant des croûtes sur les bords du méat : c'est la blennorragie aiguë. Sont-elles légèrement rosées, peu tuméfiées, agglutinées par un liquide séreux très visqueux et peu abondant; présentent-elles à leur face interne une teinte violacée, c'est de la blennorragie subaiguë.

Si plusieurs heures après la miction on ne voit rien entre les lèvres du méat, et que la pression faite d'arrière en avant sur la face inférieure de l'urètre ramène une grosse goutte de pus, c'est la blennorragie chronique antérieure.

Enfin, les lèvres du méat sont-elles normales et simplement humides? Il peut n'y rien avoir, ou cet état de suintement séreux qui succède à certaines blennorragies guéries au point de vue virulence.

L'écoulement séreux incolore, provoqué par

une *vésicule d'herpès* siégeant sur la face interne du méat, se caractérise par son début brusque, sa douleur cuisante lors de la miction seulement, sa rapide disparition ; en outre, il ne survient que chez des malades ayant d'autres manifestations herpétiques et n'ayant souvent pas eu de coït suspect depuis plus de huit jours.

Un écoulement peu abondant, légèrement sanguinolent, de couleur brun foncé, avec quelques grumeaux ne se produisant pas aussitôt qu'il a été exprimé, accompagné d'une ulcération à bords déchiquetés, inégaux, à fond anfractueux et jaune, qu'on découvre en écartant les lèvres du méat, fera supposer qu'il est symptomatique d'un *chancre simple*, dont l'existence ne sera confirmée que par inoculation, si elle coexiste avec une blennorragie.

Un écoulement inodore et peu abondant de sérosité visqueuse, légèrement sanguinolente, coïncidant avec une érosion rougeâtre, sèche, dépolie, ayant tendance à envahir une partie de la circonférence du méat et accompagnée d'induration caractéristique et de pléiade ganglionnaire indolore, sera reconnu comme symptomatique d'un *chancre spécifique*.

Sur une lèvre du méat, on trouve parfois un

orifice plus étroit, peu profond, se continuant tantôt avec l'urètre, tantôt se terminant en cul-de-sac et qui peut laisser sourdre une goutte de pus : ce sont des *fistulettes glandulaires*.

Une goutte de pus se faisant jour par un petit orifice situé au voisinage du méat et s'accompagnant d'un léger écoulement bientôt tari, si l'on presse avec le doigt d'arrière en avant, la face inférieure de l'urètre, et mettant ensuite un certain temps avant de reparaître, est due à l'infection d'un de ces canaux secondaires qui siègent parallèlement à l'urètre. Un fil de platine, fin, introduit dans cet orifice, vient buter, au bout de quelques millimètres, dans un cul-de-sac indépendant de l'urètre.

En résumé, un pus inodore, jaune, verdâtre, sortant par les lèvres du méat et apparaissant par pression du canal ou se produisant rapidement après le lavage de la cavité préputiale, vient sûrement de l'urètre.

2° Examen de la portion pénienne de l'urètre. — En s'assurant de l'origine de l'écoulement apparaissant au méat, on a déjà constaté que celui-ci, à peine évacué, se reproduit presque immédiatement quand il provient des régions urétrales situées en arrière de la fosse naviculaire enflammée d'une manière aiguë. Mais il en est autrement dans les cas d'écoulement subaigus ou chroniques; le pus se forme lentement dans les parties profondes du canal, et il faut le ramener au méat par le doigt qui racle la face inférieure de la verge depuis la racine des bourses jusqu'au méat.

Cette exploration permet en même temps d'apprécier la sensibilité du canal urétral. Une sensibilité vive, totale sur tout le canal ne se rencontre que dans les blennorragies suraiguës, et surtout dans la *blennorragie interstitielle aiguë*. Au contraire, un point limité, sensible du canal, doit faire penser :

a. A un *calcul urétral* : celui-ci se reconnaîtra par la sensation d'un corps dur, irrégulier, résistant, mobilisable, perçu à travers la paroi.

b. A une zone d'*urétrite circonscrite*, toujours plus étendue, plus diffuse, à limites moins précises et donnant la sensation d'un épaississement de la paroi urétrale qui devient non dépressible et inégale.

Dans les régions pénienne, scrotale et périnéale de l'urètre, la palpation fera encore reconnaître l'induration symptomatique d'un *rétrécissement*. Celle-ci, généralement multiple, de forme très variable, est souvent peu sensible. Elle est tantôt très circonscrite, et forme une nodosité, une virole (*rétrécissements traumatiques*), tantôt plus étendue, et donne la sensation d'un cylindre plus long (*rétrécissements inflammatoires*).

c. La *folliculite aiguë* donne la sensation d'une petite masse arrondie, du volume d'une lentille ou d'un petit grain de raisin, sensible, quelquefois plus grosse, et même douloureuse au toucher et se rattachant au canal urétral par un pédicule plus nettement accentué. Si l'on a affaire à une petite masse dure, résistante, à peine douloureuse, c'est la *folliculite chronique kystique*, petite poche molle, fluctuante, dépressible par une pression qui amène parfois une goutte de pus au méat. S'il existe un empâtement assez étendu, faisant corps avec le canal, douloureux à la pression, adhérant à la peau et ayant, au dire du malade, une évolution rapide, c'est un *abcès péri-urétral* ; il est plus fréquent dans les parties périnéales de l'urètre.

Les *fistules urétro-péniennes* sont faciles à reconnaître ; elles sont multiples, presque toujours filiformes. L'orifice externe de la fistule, parfois large, est généralement très petit, caché dans

un repli de la peau, au fond d'une cicatrice in-
fundibiliforme, fermé par une croûte qui l'ob-
ture momentanément à son niveau ; l'épithélium
urétral se continue avec l'épiderme sans bour-
geons exubérants ni calleux. Un fin stylet, introduit dans l'orifice cutané, pénètre par un trajet
généralement peu oblique, dans les téguments
de la verge, et vient heurter une sonde cannelée
introduite par le méat. Mais l'obliquité du trajet,
ou des décollements, peuvent empêcher d'ac-
quérir cette notion. Il n'y aura pas de doute si
cet orifice donne passage à quelques gouttes
d'urine au moment de la miction. Il faut distinguer les fistules urétro-péniennes par propagation d'une inflammation urétrale, de celles provoquées par une étroitesse congénitale du méat,
un calcul arrêté dans l'urètre, un traumatisme
de la verge, une gomme suppurée.

Sur la partie dorsale de la région pénienne,
on observera, dans quelques cas assez rares de
blennorragie à leur maximum d'acuité, un ou
plusieurs cordons irréguliers, sous-cutanés, peu
douloureux à la pression, et étendus de la couronne du gland à la racine de la verge. C'est la
lymphangite tronculaire. S'il existe des lésions
balano-préputiales, on constate également quel-

quefois des plaques et traînées d'un rouge sombre, douloureuses, qui tantôt disparaissent spontanément, tantôt suppurent : c'est la *lymphangite diffuse*. Il y a toujours en même temps de l'adénite inguinale qui peut suppurer.

3° Examen de la région périnéo-scrotale de l'urètre.

Si le périné ne présente ni modifications des téguments, ni déformations ; si, par une palpation attentive, on ne trouve ni modification dans sa consistance, ni point de douleur localisée, c'est qu'il est indemne.

a. *Les téguments sont normaux.* — Une douleur localisée, s'exaspérant par la station assise, s'accompagnant de gêne dans la miction, siégeant sur le côté de la ligne médiane, en avant de la ligne bi-ischiatique, doit faire soupçonner une *cowpérite au début*; si l'on trouve une grosseur du volume d'une noix, à grand axe antéropostérieur, dont le sommet va se perdre derrière les bourses, et dont la base est dirigée vers l'anus et le dépasse en arrière le plus souvent, faisant sous les téguments une saillie appréciable au toucher, molle, fluctuante et douloureuse à la pression, c'est la *cowpérite suppurée* qui se termine quelquefois par induration chronique, mais s'ouvre le plus souvent, ou dans l'urètre, ou vers la peau, quelquefois dans les deux simultanément. Les *folliculites tuberculeuses* se distinguent par leur évolution lente et sans phénomènes réactionnels internes, par leur tendance à la fistulisation et leur propagation en nappe dans les tissus voisins. Une tumeur du volume d'un haricot à celui d'une mandarine, de forme globuleuse ou ovoïde, molle, à paroi mince ou dure, même à paroi épaisse, quelquefois pierreuse, située le long de l'urètre et par conséquent sur le plan médian, se remplissant pendant la miction, se vidant ensuite spontanément ou par pression, pour donner issue à de l'urine, ne déterminant pas d'inflammation des téguments, coexistant toujours avec un rétrécissement ou un calcul de l'urètre, constitue la *tumeur urineuse*, qui est une rareté.

b. *Les téguments du périnée sont modifiés.* — Ils sont rougeâtres, violacés, excoriés par places et végétants. Ils sont imbibés d'urine mélangée à de la sécrétion purulente. Tantôt amincis et décollés, parcourus par des cordes dures qui se dirigent vers l'urètre, tantôt épaissis, indurés, ligneux et adhérant aux tissus sous-jacents. En avant de la ligne bi-ischiatique, mais quelquefois en arrière d'elle, sur les côtés de l'anus et des fesses, quelquefois plus loin, dans les aines, les lombes, l'hypogastre, la région ombilicale, etc., on trouve des orifices fistuleux multiples siégeant au sommet d'un tubercule rougeâtre, au fond d'un orifice en cul-de-sac, ou cachés par un repli cutané. Ces orifices fistuleux laissent écouler pendant la miction une grande partie, sinon la plus grande partie des urines. Dans d'autres cas, l'urine sort presque entièrement par le méat, et il ne s'écoule que quelques gouttes par le périnée. Enfin le suintement peut passer presque inaperçu. Dans quelques cas rares, le sperme peut sortir par ces orifices. La simple pression fait sourdre par ces orifices un liquide sanieux, pusiforme, parfois strié de sang.

Plusieurs stylets introduits simultanément dans ces orifices, révèlent des trajets tortueux présentant des replis, des irrégularités qui peuvent en arrêter quelques-uns. D'autres vont se perdre dans des clapiers plus ou moins étendus. D'autres pénètrent dans l'urètre membraneux ou bulbaire, rarement dans l'urètre prostatique. L'exploration avec le stylet peut faire rencontrer dans ces trajets des corps étrangers (fragments de sonde, esquilles provenant d'anciennes fractures du bassin, des calculs, des incrustations calcaires). Ces *fistules* ont des causes multiples — un trajet unique est dû, le plus souvent, à un abcès, à une cowpérite, à un corps étranger. Des trajets multiples, avec des décollements ou des callosités, sont, le plus souvent, le résultat d'un phlegmon du périnée, d'une infiltration d'urine, ou pour mieux dire d'un phlegmon diffus péri-urétral, d'un phlegmon péri-prostatique. Dans quelques cas, ils sont dus à la tuberculose.

4° **Examen de l'appareil testiculaire.**

Les deux testicules sont-ils à leur place normale dans les bourses? Le malade est-il atteint d'une variété de *cryptorchidie* ou *d'anorchidie*. Y a-t-il *inversion* testiculaire? Dans quel état est le réflexe crémastérien? L'intensité avec laquelle le crémaster se contracte en déplaçant le testicule quand on pince la cuisse au niveau de l'adducteur donne de précieux indices sur l'état de nervosité du malade.

On examinera l'état des bourses :

Le scrotum est-il tuméfié, œdématié, rouge? il y a peut-être de l'épididymite blennorragique aiguë?

La peau des bourses peut présenter des *plaques muqueuses* qui y ont leurs caractères

objectifs habituels, et se manifestent particuliè-
rement par une sécrétion d'odeur repoussante?

Des cicatrices siégeant sur la face antérieure
et supérieure des bourses sont symptomatiques
d'une *gomme syphilitique suppurée* du testicule.

Les bourses présentent-elles à la face postéro-
inférieure des fistules, des traces d'abcès, des
cicatrices déprimées et adhérentes au testicule
par un cordon dur, fibreux? Ces lésions ont
pour origine la *tuberculose de l'épididyme.*

La tunique vaginale d'un seul côté est disten-
due par une quantité variable de liquide formant
une tumeur fluctuante, transparente à paroi
simple et mince, le testicule est en bas et en
arrière, c'est l'*hydrocèle* symptomatique d'une
lésion épididymo-testiculaire aiguë ou chronique. Cet épanchement existe-il des deux côtés?
Il est peu abondant. Il fait penser à une lésion
syphilitique ou tuberculeuse du testicule. La
tumeur est volumineuse; sa paroi est résistante,
élastique, non transparente : il y a *hydrohéma-
tocèle.*

a. *Les lésions ont une marche aiguë.* — Au
cours d'un écoulement aigu ou chronique, le
malade voit survenir brusquement ou précédée
par quelques jours de douleurs vagues dans le

bassin ou dans le cordon, une tuméfaction débutant par la queue de l'épididyme, s'étendant ensuite au corps et à la tête, et formant autour de la glande une masse dure, régulière, très douloureuse à la pression, et autour du testicule indemne, le cimier de casque : c'est l'*épididymite blennorragique aiguë*.

Une tuméfaction ayant commencé par la tête, formant toujours une masse moins homogène, plus noueuse, à consistance plus pâteuse, contournant en croissant le bord postérieur du testicule, acquérant très vite un volume considérable, s'accompagnant souvent de noyaux dans l'autre épididyme et de modifications du cordon qui devient dur, irrégulier, moniliforme, aboutissant très rapidement à des abcès et à des fistules, constitue la *tuberculose du testicule*.

Une nodosité siégeant dans la tête de l'épididyme, toujours unique, arrondie, très dure, ne dépassant pas le volume d'une noisette, d'une indolence absolue, sans écoulement urétral, ayant eu une évolution aiguë : c'est l'*épididymite secondaire syphilitique*.

b. Les lésions n'ont aucun caractère aigu — On trouve dans la queue de l'épididyme un noyau élastique, dur, résistant, plutôt indolore,

3.

et stationnaire depuis des années à la suite d'accidents inflammatoires aigus : c'est un reliquat d'épididymite blennorragique ancienne éteinte.

D'autres fois, ce noyau, datant d'une époque plus récente, encore sensible à la pression, sans limites précises, les tissus malades se continuant insensiblement avec les tissus sains, et avec l'anse de réflexion de sa queue très nettement accusée à la face interne du testicule, s'accompagne parfois de névralgies très vives et d'un peu d'épanchement vaginal : c'est un foyer renfermant encore des éléments virulents, et pouvant revenir à l'état aigu.

Des masses à contours toujours un peu diffus, molles, irrégulières, bosselées, de consistance variant depuis la rénitence jusqu'à la fluctuation manifeste, peu douloureuse à la pression, excepté s'il y a tendance à la formation d'un abcès, souvent développées en même temps dans les deux testicules, bien qu'à des degrés différents, compliquées de très peu d'hydrocèle dans un certain nombre de cas, siègent dans la tête et la queue, s'accompagnent d'un testicule plus lisse et arrondi et d'un canal déférent, présentant des bosselures faciles à apprécier ou une induration en masse, augmenté de volume. Si ces lésions qui évoluent très lentement, aboutissent à l'abcès et à la fistule cutanée, elles constituent *l'épididymite tuberculeuse habituelle*. Dans les formes à caractères très tranchés, le diagnostic est facile. Il en est tout autrement dans les cas où il n'existe qu'une légère induration, localisée en un point du testicule, et chez un individu où ni les antécédents ni l'exploration des autres organes ne peuvent donner d'affirmation. Dans ces cas, il faut se rappeler que les lésions tuberculeuses au début ont toujours une consistance uniformément mollasse, non élastique, tandis que les inflammations d'origine blennorragique sont plus dures, plus fermes et toujours élastiques.

Le testicule gros, indolore à la pression, a évolué silencieusement, il présente une forme ovoïde, aplatie, en forme de galet, d'une consistance uniformément dure et criblée de points durs sur un fond mou. Sa surface paraît hérissée de plaques ou de bosselures dures; on ne peut distinguer l'épididyme du testicule qu'en se guidant sur le canal déférent; il y a souvent un peu de liquide dans la vaginale. L'autre testicule, quelques mois auparavant, s'est réduit à un petit corps dur, irrégulier, du volume d'un haricot. C'est la *syphilis scléro-gommeuse, non suppurée du testicule.*

Des abcès du testicule, et non de l'épididyme, s'ouvrant sur la face antérieure des bourses au niveau du bord antérieur du testicule : une ulcération dépassant rarement 3 à 4 centimètres de diamètre, à bords violacés, taillés à pic, circonscrivant une cavité à parois presque sèches, dont le fond renferme une matière analogue au bourbillon de l'anthrax, et qui peut persister assez longtemps sans lésion du cordon ni de la prostate, telle est la *gomme syphilitique suppurée du testicule.*

Par l'orifice d'une solution de continuité des bourses, le testicule recouvert de son albuginée intacte, mais végétante, vient faire saillie si au dehors : c'est le *fongus superficiel,* tandis que l'albuginée est détruite et laisse sortir des fungosités provenant de la glande, c'est le *fongus profond.* La cause de cette ulcération des bourses sera dans les affections traumatiques, gangreneuses, tuberculeuses ou syphilitiques du testicule.

Dans quelques cas, les malades se plaignent de douleurs fixes ou passagères, irradiées ou localisées dans un testicule, survenant par accès qui n'ont aucune régularité. On ne trouve aucune lésion du testicule, ni de l'appareil urinaire capable de les expliquer. Après avoir éliminé la simulation, on trouvera d'autres stigmates de névropathie à laquelle il faut rattacher ces *névralgies sine materia.*

Les divers éléments du cordon spermatique peuvent être atteints de lésions inflammatoires aiguës ou chroniques.

a. Les lésions aiguës du cordon, isolées de celles du testicule sont très rares. On a cependant signalé quelques cas de tuberculose et de syphilis limités à lui. La blennorragie peut envahir très lentement le cordon, restant limitée quelques jours dans sa portion pelvienne, dans la portion inguinale, puis dans la portion scrotale, alors que l'épididyme est encore intact. Dans ces formes, les accidents peuvent être confondus avec ceux d'un kyste du cordon enflammé, d'une épiplocèle engouée, d'une phlébite des veines.

Mais l'existence d'un écoulement blennorragique, ou le commémoratif d'un traumatisme, la présence dans le trajet du cordon d'une tumeur uniformément cylindrique, dure, douloureuse à la pression, s'étendant de la queue de l'épididyme jusqu'à l'orifice interne du canal inguinal, pouvant être senti quelquefois dans la cavité pelvienne et s'accompagnant d'une inflammation des canaux éjaculateurs, palpable par le toucher rectal, permettront de faire le diagnostic.

b. Les lésions chroniques du cordon n'existent pas à l'état isolé ; il y a toujours des lésions concomitantes du testicule.

Le canal déférent est induré et noueux, moniliforme dans la *tuberculose*.

Il est le plus souvent normal, quelquefois rigide, ou présente des noyaux indurés dans la *syphilis*.

Il est indemne en général au début du *cancer* et ne s'infiltre que très rarement de noyaux secondaires; souvent, dans les dernières périodes de la maladie, il devient gros et œdémateux.

L'état des veines du cordon doit toujours être examiné. Un certain nombre d'états douloureux dans la zone génito-urinaire sont sous la dépendance d'un *varicocèle*. Celui-ci peut mettre, s'il s'est produit rapidement et s'il a acquis d'emblée un volume important, sur la voie d'une tumeur du rein du même côté.

5° **Examen des reins**. — L'examen des reins pratiqué par la palpation bimanuelle et le ballottement indiquera s'il y a répercussion sur ces organes. La sensibilité douloureuse à la pression, l'augmentation de volume (le rein est alors seulement perceptible par le palper bimanuel), l'envie d'uriner se manifestant au moment de la pression du bord interne du rein, indiquent des lésions inflammatoires du bassinet ou du rein.

6° Examen de l'uretère.

La recherche de l'uretère dans son trajet intra-abdominal et les sensations éprouvées par le malade pendant cette exploration sont très sujettes à caution et, dans la plupart des cas, c'est sur le côlon et la corde colique qu'il faut rapporter ce que l'on obtient.. Dans sa portion intrapelvienne, l'uretère est pour ainsi dire inabordable chez l'homme et les sensations recueillies par le toucher rectal n'ont qu'une valeur très restreinte à cause du voisinage des vésicules séminales et des canaux déférents.

7° Examen de la région de l'aine.

Les ganglions sont rapidement explorés. Ce sont les lymphatiques des organes génitaux externes qui s'y rendent. Ils sont donc engorgés quand il y a lymphangite du prépuce, de la peau de la verge, ulcération chancreuse. S'il y a coïncidence de chancre et de blennorragie, le diagnostic bactériologique de l'écoulement mon-

trera d'une façon certaine cette double cause
d'infection et la part qui revient au chancre
dans l'existence de l'adénite.

Les ulcérations tuberculeuses du scrotum et
du périné s'accompagnent quelquefois d'adénites
inguinales.

Les adénites consécutives à ce phimosis inflammatoire suppurent rarement.

Les adénites du chancre simple unilatérales
arrivent facilement à suppurer.

Les adénites symptomatiques du chancre spécifique sont bilatérales, polyganglionnaires et
ne suppurent pas.

Les adénites consécutives à des ulcérations
tuberculeuses suppurent facilement et forment
rapidement des ulcérations à caractère bacillaire et s'accompagnent presque toujours de
masses dans la fosse iliaque.

ÉTUDE DE L'ÉCOULEMENT.

a. *L'écoulement est apparent au méat*. On fait
affleurer la surface d'une lame de verre préparée et aseptique par les lèvres du méat légèrement écartées. On écrase le liquide recueilli à
l'aide d'une deuxième lame et on met le tout
de côté pour le traitement destiné à mettre en
évidence les éléments infectieux.

Pour connaître l'urètre antérieur, laver à grande eau le méat, puis faire pisser dans deux verres.

b. *L'écoulement n'est pas apparent au méat.* — Dans le cas le plus simple, une pression méthodique, faite d'arrière en avant depuis la racine des bourses jusqu'au méat, ramène une goutte de pus. On la recueille comme dans les cas précédents.

c. *L'écoulement n'est pas apparent au méat ni spontanément, ni après expression méthodique.* — A ce moment on recueille les urines du malade dans les conditions suivantes : elles doivent être prises au réveil ou au moins cinq heures après la dernière miction. Les urines les plus instructives sont celles qui sont émises dès le réveil, alors que les sécrétions ont eu toute la durée du sommeil pour s'accumuler dans l'urètre. Dans quelques cas il sera même nécessaire de recueillir toutes les urines sécrétées dans les 24 heures.

Le gland et les lèvres du méat ayant été lavés avec un tampon d'ouate imbibé d'eau boriquée bouillie, on fait pisser le malade dans des verres aseptisés. Ceux-ci doivent être au nombre de trois. On doit faire uriner les premières gouttes, (la valeur d'une cuiller à soupe) dans le premier verre ; le reste du contenu de la vessie sera recueilli dans le second verre à l'exception des dernières gouttes qui seront recueillies dans le troisième verre.

Dans quelques cas douteux, après avoir lavé l'urètre antérieur abondamment à méat ouvert pour le nettoyer de toutes traces de sécrétion, on lave l'urètre postérieur jusqu'à ce que l'eau ressorte claire et limpide et on laisse dans la vessie une certaine quantité d'eau stérilisée, environ 200 grammes ; avec un doigt introduit dans le rectum on exprime la prostate et les vésicules séminales ; on fait pisser au malade le contenu de la vessie qu'on recueille dans un verre aseptique avec les sécrétions glandulaires exprimées par le massage.

8° **Examen des urines contenues dans les verres.**

a. *Les urines sont-elles neutres, acides, alcalines?* — Un papier de tournesol plongé dans chacun des verres résout rapidement cette question qui joue un rôle important dans quelques cas. En particulier, chez des arthritiques nerveux, il y a des envies plus fréquentes d'uriner, des cuissons pendant la miction qui ne peuvent être attribuées qu'à une hyperacidité de l'urine.

b. *Les urines sont claires, transparentes.* — La coloration des urines varie à l'état normal suivant leur état de dilution. Il faut savoir que l'urine du premier jet du matin balaye à l'état normal un filament appréciable, produit des sécrétions urétrales amassées pendant la nuit; c'est une mucosité transparente et légère en forme de fil allongé, onduleux, pelotonné, flottant dans l'urine du premier jet; elle ne s'y associe pas et ne tombe au fond que très lentement. Tantôt absolument transparente, tantôt partiellement opaque et rendue plus manifeste par des points ou stries blanchâtres formée d'une substance amorphe, transparente, homogène, cette sécrétion produite par les glandes muqueuses de l'urètre entraîne des cellules épithéliales urétrales et des leucocytes. Elle ne renferme pas de microorganismes.

La première urine après l'éjaculation entraîne normalement des restes de sperme sous forme de filaments épais, opaques, grisâtres, facilement reconnaissables au microscope.

Enfin, après quelques heures de repos, une urine normale recueillie aseptiquement laisse voir un nuage transparent, léger, floconneux, flottant dans les couches inférieures, ce sont des cellules épithéliales, des leucocytes, des hématies, des cristaux ou des sels amorphes agglomérés par des filaments de mucus.

Des malades timorés, nerveux, peuvent prendre ces produits normaux pour la manifestation d'un état pathologique ; il faut les détromper et leur montrer que les sensations anormales qu'ils éprouvent sont dues à des causes toutes différentes.

c. *L'urine renferme des filaments*. — Il y a des lésions localisées et à suppuration peu abondante.

Si l'urine est transparente, c'est qu'il n'y a pas de foyers isolés sans réaction de la muqueuse du voisinage.

Si l'urine est trouble, c'est qu'il y a répercussion de la muqueuse voisine.

Les urines sont claires avec des filaments. — Il y a des lésions localisées, sans réaction de la muqueuse du voisinage. C'est donc une urétrite déjà ancienne.

Il n'y a des filaments que dans le premier verre : c'est une urétrite ancienne à localisation prostatique.

Les filaments sont lourds, opaques, trapus, descendent immédiatement au fond du verre : ce sont les filaments purulents, ils sont friables, troublent l'urine en se dissociant. L'infection est encore gonococcique.

S'ils sont transparents, effilés, souvent uniques ou peu nombreux dans le même verre, légers et flottant dans le liquide; s'il n'y en a qu'un seul, long, pelotonné, s'étirant facilement, semi transparent (*filament mucopurulent*) ou très léger et très transparent (*filament muqueux*), on doit penser surtout à une urétrite à infection secondaire.

Il y a des filaments dans le second verre : ces sécrétions viennent de l'urètre rétromembraneux. Pour s'en assurer, on fait l'épreuve suivante : après avoir lavé à canal ouvert l'urètre antérieur jusqu'à ce que l'eau du lavage ressorte sans trace de filaments, on fait uriner le malade; si les urines renferment des filaments, ceux-ci sont bien dus à une sécrétion pathologique de l'urétre rétromembraneux.

L'épreuve du troisième verre est peu utile si les urines sont claires, car dans ce cas le col est généralement indemne.

d. *Les urines sont légèrement troubles avec filaments.* — Les urines du premier verre présentent des filaments avec un léger trouble muqueux : c'est qu'il y a des lésions chroniques récentes de l'urètre antérieur avec léger retentissement sur le reste de la muqueuse.

Les urines du second verre renferment des filaments avec trouble muqueux : c'est qu'il y a urétrite postérieure chronique récente.

c. *Les urines sont troubles.* — Parmi les urines troubles sans pus il y a celles qui s'éclaircissent par la chaleur. — Généralement ces urines, claires au moment de leur émission, se troublent par le repos dans un milieu froid. Elles sont acides et très riches en urates. D'aspect sale à l'émission, de couleur rosée, elles se divisent au repos en une couche inférieure épaisse et une couche supérieure légèrement trouble. Elles se rencontrent souvent chez les rhumatisants à la suite d'une fatigue ou d'un écart de régime.

Il y a celles qui deviennent claires par adjonction de quelques gouttes d'acide acétique. — Généralement blanchâtres au moment de leur émission, quelquefois tenant en suspension des phosphates à l'état pulvérulent, alcalines et devenant facilement ammoniacales, très riches en phosphates terreux, elles se rencontrent chez des malades ayant des troubles digestifs, ayant abusé des fruits ou des médications alcalines.

Les urines recueillies après le coït renferment un dépôt blanc, blanchâtre, translucide et peu abondant. L'examen par le microscope ne permettra pas d'hésitation.

Les urines sont troubles et renferment du pus.

A. Les urines sont troubles à l'émission dans les *deux verres*.

a. S'il y a dans l'intervalle des mictions, écoulement par le méat, vous avez affaire à une urétrite en avant et en arrière du sphincter membraneux.

b. S'il n'y a pas d'écoulement par le méat, les lésions siègent plus haut que l'urètre. (Vessie, bassinet, rein.)

B. Les urines recueillies dans le *premier verre* sont seules troubles. Si le malade accuse un écoulement au méat et si vous le constatez, c'est une urétrite antérieure aiguë. S'il n'y a pas d'urétrite antérieure, c'est une urétrite prostatique, les urines du premier jet évacuant les produits anormaux accumulés près du col dans l'intervalle des mictions. Pour s'en assurer lavez l'urètre antérieur à canal ouvert jusqu'à ce que l'eau ressorte absolument claire ; si alors le premier jet est clair, c'est de l'urétrite antérieure, il serait resté aussi trouble dans le cas de cystite.

D. Dans ce cas comme dans le précédent, il

faut pousser l'examen plus loin. Après avoir lavé l'urètre antérieur à canal ouvert, puis la vessie avec une sonde, jusqu'à ce que l'eau de ces lavages soit ressortie absolument claire, on injecte 150 grammes d'eau bouillie dans la vessie et on pratique l'expression méthodique de la prostate. Si le liquide pissé ressort clair, c'est qu'il n'y a pas eu propagation prostatique; si, au contraire, après ce massage, on recueille un liquide trouble, avec filaments en suspension, on est en présence d'une lésion probable de la prostate. L'examen microscopique et bactériologique du dépôt fera reconnaître l'existence de leucocytes et de colonies microbiennes qui n'existent pas à l'état normal dans le liquide prostatique et dans celui des vésicules séminales, et une infection des glandes prostatiques ou des vésicules séminales.

L'examen des urines troubles ne doit pas être fait seulement au moment de leur émission; il faut les conserver et les examiner après quelques heures de repos dans un vase approprié.

Tandis que les urines mucopurulentes, semblant formées de frai de grenouille situé au milieu du liquide, ne s'éclaircissent pas par le repos, les urines purulentes deviennent généralement claires et se divisent en deux couches. Au fond du vase un dépôt que surmonte l'urine.

Le dépôt est homogène régulier, à surface plane, jaune clair ou blanc grisâtre, d'aspect pulvérulent et phlegmoneux dans les urines acides. Il présente une consistance visqueuse, glaireuse, gélatineuse dans les urines ammoniacales.

Le dépôt est mince, transparent; il indique un état de catarrhe superficiel des voies urinaires.

Le dépôt est épais, opaque; il est l'indice de lésions étendues et profondes.

Le dépôt est jaunâtre, strié de petites lignes ondulées rougeâtres le séparant en plusieurs couches, il renferme un peu de sang. (Cystite aiguë).

Le dépôt est d'apparence glaireuse, de teinte rouge assez foncée, très adhérant au vase, formé par une masse grisâtre striée d'une multitude de filaments rouges, il renferme pas mal de sang. (Cystite intense, vieux urinaires).

Si on recueille à mesure dans le même bocal l'urine de 24 heures on constate :

Si l'urine surnageant le dépôt est claire, légèrement acide, neutre ou légèrement alcaline et s'est rapidement séparée, c'est que les lésions sont *localisées à l'appareil urinaire inférieur*.

Si l'urine surnageant le dépôt est trouble, pâle, décolorée, réunie par une couche à demi trouble au dépôt dont elle s'est lentement et imparfaitement séparée, s'il y a eu en plus polyurie des 24 heures, c'est que les lésions *atteignent le rein et qu'il y a pyélite et pyélonéphrite*. Ces mêmes urines recueillies séparément après chaque émission se divisent en dépôt et en urines claires. C'est une simple dépendance du mode de recueillement. Si l'urine est trouble, sale, alcaline, c'est qu'il y a transformation ammoniacale des urines.

f. *Les urines renferment du sang.* — On élimine, par l'interrogatoire du malade, les urines colorées en rouge ou en noir par l'emploi de certaines drogues (rhubarbe, séné, acide phénique, salol, sulfonal), et par l'absence d'hématies au microscope, les pseudo-hématuries de l'hémoglobinurie et des urines teintées par les sédiments ictériques.

L'urine renferme du sang dans deux conditions : Le sang est émis dans le premier verre, soit dilué soit en caillots. S'il y a eu rupture de la corde ou tout autre traumatisme de l'urètre, il y a presque toujours écoulement de sang au méat en dehors des mictions. C'est l'*urétrorragie*, mais il peut y avoir hématurie terminale si la distension par l'urine du canal a remis la plaie pénienne à vif.

Le sang n'existe ni dans le premier ni dans le second verre, mais il apparaît mélangé aux dernières gouttes d'urine ou sous forme de quelques gouttes rutilantes : c'est l'*hématurie terminale* de la cystite du col.

Dans quelques cas, le sang existe dans tous les verres, mais augmente en intensité dans le dernier verre : c'est la cystite avec prédominance des accidents de cystite du col.

Le sang existe dans tous les verres (*hématurie totale*), il est mélangé à du pus et est dû à des accidents de cystite intense.

9° **Toucher rectal.**

Après avoir eu soin de faire vider la vessie, ce qui abaisse la prostate et le bas fond vésical, le malade étant couché horizontalement sur le dos, le bassin surélevé et les jambes fléchies, l'index droit, légèrement garni sur toute sa hauteur de vaseline, est introduit lentement, doucement dans l'anus ; lui faisant suivre la paroi antérieure du rectum, il est poussé aussi loin que possible en refoulant les parties molles du périné avec les doigts restés au dehors. Pendant cette pénétration, le seul but est d'aller aussi loin que possible en déplissant la paroi antérieure du rectum. La main gauche appliquée sur la région hypogastrique déprime les parties profondes et les pousse à la rencontre du doigt rectal. On a un champ d'exploration limité en haut par la vessie, dont on sent toute la face postérieure chez l'enfant et seulement le bas fond et une partie du corps chez l'adulte ; en bas, par les parties molles du triangle rectourétral, dans lequel l'urètre ne peut être perçu que lorsqu'il est doublé d'un corps dur étranger ou cathéter ; latéralement, par les vésicules séminales, les canaux éjaculateurs, plus bas, par les parois du bassin doublées des parties molles.

Dans le triangle rectourétral on peut quelquefois, mais rarement, sentir de l'*empâtement*, une *collection* localisée médiane ou latérale, des *trajets fistuleux* partant de l'urètre membraneux ou de l'urètre prostatique et aboutissant dans le rectum ou au périné.

La prostate peut être *hypertrophiée* en totalité sur un de ses lobes latéraux. Ce premier cas peut être apprécié par le simple toucher rectal. L'hypertrophie du lobe médian peut être perçue chez des malades à parois abdominales minces et souples, la vessie étant vide, par l'emploi combiné du toucher rectal et de la palpation abdominale, qui permet d'apprécier le relief que forme ce lobe à travers les tissus. La consistance de l'hypertrophie doit être notée ; tantôt uniformément dure et résistante avec une surface lisse, tantôt molle, élastique, légèrement irrégulière. L'hypertrophie est toujours indolore au toucher.

Dans la *prostatite aiguë*, le toucher est toujours très douloureux et même, dans quelques cas, impossible par suite de la douleur intolérable accusée par le patient. Au début, le volume est augmenté ou en totalité, ou dans un des lobes, mais la consistance est demi-molle, résistante, quelquefois bombée, dure. On peut sentir des battements artériels très intenses. S'il y a *périprostatite*, on sent une plaque phlegmoneuse, dépassant les limites de la glande, donnant une sensation très nette de rénitence et d'empâtement. Quand il y a suppuration, le doigt sent une dépressibilité, une mollesse qui tranche sur la dureté des parties voisines, excepté si l'abcès siège au voisinage de la muqueuse urétrale. Enfin, à une période plus avancée, on

4.

sent des orifices et des trajets qui s'ouvrent dans le rectum et dans le périné.

Dans la *tuberculose*, on a, au début, des noyaux isolés à consistance dure, élastique, qui, plus tard, se fusionnent, se ramollissent, et laissent, après évacuation, un lobe remplacé par une caverne vide, enfin des fistules, des clapiers sont les manifestations ultimes de la bacillose.

Dans la *prostatite chronique*, le toucher est indolore, la glande est augmentée en partie ou en totalité ; sa surface est un peu inégale, molle et dépressible par place. Pendant le toucher rectal on fait quelquefois sourdre au méat un liquide opalin, lactescent, rosé.

Dans le *cancer*, la prostate est ordinairement très sensible ; l'hypertrophie porte généralement sur un seul côté qui donne la sensation de grains de plomb farcis dans un tissu dur et souvent élastique. Il y a des névralgies anales, dans la zone de l'obturateur. A la période ultime des lésions, on ne sent plus qu'un empâtement diffus devenant très douloureux au toucher. On sent quelquefois les mêmes infiltrations occuper les vésicules séminales et le bas-fond de la vessie (*carcinose prostatopelvienne*).

Les *calculs intraprostatiques* se révèlent au toucher par des saillies dures, irrégulières — peuvent crépiter, s'ils sont nombreux, les uns contre les autres.

Si les vésicules séminales présentent une augmentation de volume formant une tumeur douloureuse, fluctuante, située au-dessus de la prostate, c'est de l'*inflammation aiguë*.

Si les vésicules séminales ont leurs parois épaissies, indurées, c'est de l'hypertrophie par *inflammation chronique*.

Si elles ont subi de la *sclérose*, de l'*atrophie*, elles sont réduites à un cordon dur.

Les vésicules atteintes de *tuberculose* forment une masse volumineuse, saillant dans la paroi rectale, donnant la sensation d'une masse mollasse et comme injectée de suif, généralement peu consistante, quelquefois fluctuante, très rarement bombée. La bacillose peut y aboutir à des fistules ouvertes dans le rectum ; si elle guérit, les vésicules sont atrophiées, perdues dans une masse dure, informe, de tissu fibreux ; ou bien, conservant leur forme, elles donnent la sensation d'un bloc dur imperméable, comme si elles étaient injectées de suif.

Le **canal déférent** donne la sensation d'un cordon gros, dur, régulier, s'il est atteint d'*inflammation chronique simple*.

Il est gros, inégal, moliniforme, s'il est le siège de lésions *tuberculeuses*.

Les *corps étrangers* et les *calculs* enclavés dans les régions périnéales et prostatiques peuvent être perçus par le toucher rectal.

Enfin, ce mode d'exploration permet d'apprécier les modifications survenues dans la consistance et la sensibilité du trigòne et du bas-fond de la vessie.

10° Examen microscopique des sécrétions pathologiques.

La sécrétion recueillie en appuyant sur le méat une lame préparée, est étalée en couche mince bien uniformément et fixée en passant plusieurs fois la lame au-dessus de la flamme d'un bec de Bunzen ; on fait tomber quelques gouttes de solution de bleu de méthylène qu'on laisse une minute, puis on lave soigneusement à l'eau distillée et bouillie, on sèche à la flamme et on ajoute directement une goutte d'huile à immersion et on examine au microscope la préparation avec un objectif à immersion. Quand il n'est pas possible de recueillir une goutte au méat, on examine de la même manière les produits ramenés par une curette mousse préalablement stérilisée, que l'on aura doucement promenée dans la partie initiale de l'urètre, ou les filaments recueillis dans le verre aseptique où le malade a évacué ses premières gouttes d'urine.

Dans les écoulements blennorragiques *aigus*, au début, on trouve des cellules épithéliales très nombreuses et couvertes de *gonocoques* sous leur forme habituelle, des groupements de petits grains de café opposés par leur surface plane et séparés par une ligne claire ; des globules de pus (leucocytes peu abondants et renfermant rarement des gonocoques) ; à un stade plus avancé de quelques heures, les cellules épithéliales sont moins abondantes que les leucocytes qui se sont remplis de gonocoques.

Dans la période d'*état*, les cellules épithéliales sont devenues très rares, les globules de pus très abondants renferment presque tous des *gonocoques* ; ceux-ci existent à l'état libre dans les espaces séparant les éléments figurés.

A la fin de la blennorrhagie, les globules blancs, encore nombreux, renferment des gonocoques. Les cellules épithéliales reparaissent isolées par des gonocoques. Enfin les globules de pus disparaissent et les gonocoques ne se rencontrent plus ; mais on ne considérera cette absence comme certaine qu'après des recherches multiples faites sur des éléments pris à plusieurs moments différents.

Dans certains cas, les gonocoques reparaissent dans l'écoulement, à la suite d'une instillation de quelques gouttes de nitrate d'argent ou de l'ingestion de quelques verres de bière.

Dans les écoulements *chroniques*, les filaments recueillis dans les urines sont constitués par des épithéliums déformés, atteints de dégénérescence graisseuse, des cellules rondes agglomérées par du mucus. Ils renferment quelquefois des gonocoques, presque toujours des microorganismes dus à l'infection secondaire (*streptocoques* et *staphylocoques*).

Dans les cas de diagnostic incertain, la méthode de coloration par le violet de Gramme et la solution iodo-iodurée permet d'affirmer la présence ou l'absence des gonocoques.

Outre les granulations graisseuses, les corpuscules amyloïdes, les cellules épithéliales à cils vibratiles du liquide prostatique normal, le liquide obtenu par le massage dans la *prostatite chronique* renferme des leucocytes en abon-

dance ; on y trouve exceptionnellement des gonocoques qui n'y reparaissent généralement qu'à
l'occasion d'une rechute ou sous l'influence d'un
lavage au nitrate d'argent ou au sublimé ; mais
des staphylocoques et des streptocoques en chaî-
nettes ou en bâtonnets y sont constamment abondants.

Si, après plusieurs recherches soigneuses, pré-
cédées d'ingestion de bière ou d'une instillation
de nitrate d'argent, on trouve un écoulement
sans microorganisme et ne donnant pas de cul-
ture, après un ensemencement, on est en présence d'un de ces cas rares signalés sous le nom
d'*urétrite aseptique*.

EXPLORATION INSTRUMENTALE

Tous les renseignements obtenus jusque-là doivent être contrôlés, confirmés par l'examen direct de l'urètre fait avec l'explorateur à boule olivaire.

Après s'être soigneusement savonné et aseptisé les mains, on frotte avec un tampon d'ouate imbibé de liqueur de Van Swieten et de savon, le prépuce, le gland et les lèvres du méat, et on entoure la verge d'une compresse aseptique. — Ceci fait, on se relave les mains, on les retrempe dans une solution antiseptique et on prend l'explorateur en lubréfiant son olive dans la vaseline aseptique.

Il sera poussé doucement, lentement dans le canal, en ayant soin que les lèvres du méat ne frottent pas contre la tige ; — on appréciera l'épaisseur, la souplesse, l'élasticité, la sensibilité du canal dont la paroi est en contact par un point seulement avec la partie renflée de l'olive.

Pendant que la main droite fait progresser l'olive, la pulpe de l'index gauche, appliquée à la face inférieure de la verge, suit son contact médiat dans la région pénienne, scrotale et périnéenne. Mais, arrivée sous l'arcade pubienne, l'olive est trop profonde pour être perçue à travers les téguments, et c'est par le toucher rectal que le doigt pourra continuer à la suivre si cela est nécessaire. Grâce à ce mouvement combiné, on repérera toujours la situation de l'olive.

Le mouvement de retour sera également exécuté avec beaucoup de soin, car il donne souvent des sensations plus franches et plus nettes que celles perçues à l'aller.

Si l'olive traverse le canal en ne déterminant qu'une légère cuisson et qu'une résistance siégeant dans le périné profond en un point où le doigt appliqué à l'extérieur, sous l'ogive pubienne, ne sent plus le contact des mouvements d'aller et de retour de l'olive ; si cette résistance, parfois un peu douloureuse, cesse tout d'un coup ; si, au retour, on n'éprouve au même point qu'une sensation de préhension, de resserrement, c'est que le léger arrêt est déterminé par la fermeture du sphincter membraneux ; cette résistance de l'urètre est normale.

L'explorateur pénètre facilement dans la portion périnéale jusqu'à une profondeur où la boule n'est plus perceptible par le doigt gauche appliqué sous l'ogive pubienne. — L'olive bute contre un obstacle ferme et élastique, en déterminant parfois une douleur nette et un léger saignement ; — si on continue doucement à appliquer l'olive contre l'obstacle, elle est tout d'un coup avalée et pénètre facilement jusque dans la vessie. — Dans d'autres cas, au contraire, il est absolument impossible de vaincre la résistance ; le doigt, introduit dans le rectum, sent la boule arrêtée contre le sphincter membraneux ; en la soulevant, et en la dégageant du cul-de-sac du bulbe, où elle s'est encapuchonnée, on arrive le plus souvent à lui faire franchir l'obstacle. — Au retour, il y a, au même niveau, un arrêt donnant la sensation de serrement, de préhension avec sensation douloureuse : c'est le *spasme du sphincter urétral*, qui s'observe chez les malades nerveux, sous l'influence d'une irritation de l'urètre rétromembraneux, ou d'une cystite du col. Un bon contrôle du spasme de l'urètre consiste à mesurer exactement la longueur de la tige introduite depuis le méat lorsque l'olive bute contre l'obstacle. Si elle ne varie pas avec une bougie plus fine, c'est qu'il y a spasme. Si, au contraire, elle augmente, c'est que l'instrument plus fin s'est engagé plus loin et qu'on a affaire à un rétrécissement. On ne peut arriver à faire passer une bougie, même très fine ; si on prend un cathéter métallique, on le voit pénétrer presque sans résistance jusque dans la vessie, déterminant seulement des signes de défense quand il traverse la région membraneuse. C'est encore une preuve que l'obstacle n'était qu'un spasme du sphincter.

Dans le parcours de l'urètre antérieur, jusqu'au sphincter membraneux, l'olive n° 20 fait percevoir une souplesse moins grande du canal, une sensibilité plus vive, une tendance au saignement en certains points où le doigt appliqué à la face externe de l'urètre révèle un épaississement de la paroi. Au retour le talon de l'instrument accuse encore plus nettement ces sensations et ramène une sécrétion jaunâtre très adhérente. Il y a *urétrite chronique* avec infiltration inflammatoire de la paroi.

L'olive n° 20 pénètre encore dans la région prémembraneuse de l'urètre profond, mais fait percevoir à l'aller, et surtout au retour, des ressauts, des rugosités donnant, quand elles sont multiples et rapprochées, une sensation de râpe très nettement accusée. Il y a *rétrécissement large*.

L'olive n° 20, dans l'urètre antérieur, est arrêtée par un obstacle qu'elle ne peut franchir. L'index gauche, appliqué à la face inférieure de la verge ou du périné sent la boule ; ce n'est donc pas du spasme, c'est du *rétrécissement*. Pour déterminer le *degré*, le *nombre* des rétrécissements, l'état de la paroi au niveau et au voisinage de l'obstacle, on présente successivement les numéros décroissants de la filière, jusqu'à celui qui franchit l'obstacle et qui indique le *degré* de rétrécissement, tandis que le *siège* en est déterminé par la situation de la boule arrêtée par rapport à l'extérieur : au méat, à la fosse naviculaire, dans la région pénienne, scrotale, périnéo-scrotale.

Une boule olivaire franchit un premier obstacle, mais est arrêtée plus loin par un autre qui ne laisse passer qu'une boule beaucoup plus petite. On peut en trouver successivement un nombre considérable, la constriction étant d'autant plus serrée qu'on se rapproche plus du sphincter membraneux (*rétrécissements multiples, urètre en escalier*).

La boule est serrée, tantôt sur un point localisé (*rétrécissement valvulaire*), tantôt sur une étendue plus ou moins longue (*rétrécissement cylindrique*). Cette longueur est signalée par l'étendue que parcourt l'olive en donnant à l'aller et au retour la sensation d'un frottement dur contre la paroi. Dans l'urètre en escalier chaque rétrécissement doit être noté comme degré de constriction et comme siège.

La *dureté*, l'*élasticité*, la *dilatabilité* d'un rétrécissement sera appréciée par le passage d'une bougie cylindro-conique en gomme. L'urètre peut être *dévié dans son axe*, l'orifice par lequel on l'engage dans un rétrécissement étant ou déjeté, ou dissimulé en partie par une bride cicatricielle, un froncement de la muqueuse.

La *sensibilité* devra être notée avec soin dans chaque segment de l'urètre. Un point douloureux indique une zone d'urétrite chronique. Un écoulement sanguin, survenant après une exploration faite suivant les règles de l'art, c'est-à-dire sans violence et en ayant soin de déplisser la muqueuse par une traction légère redressant l'angle pénien, indique un urètre congestionné ou végétant.

Au niveau du méat. — Un rétrécissement unique, souple, dilatable, constitue l'*atrésie congénitale du méat.* Un rétrécissement long, dur, serré, peu dilatable, occupant le méat, la fosse naviculaire, s'accompagnant d'une transformation scléreuse facilement perceptible à la palpation, est provoqué par une lésion *chancreuse* du canal ou par des rechutes multiples de *balanoposthite.*

Dans la portion pénienne du canal on trouve, dans la première partie, des rétrécissements multiples, durs, résistants, serrés, dus quelquefois à la *rupture de la corde* dans la blennorragie cordée.

Dans la région située au voisinage des bourses on constate les rétrécissements dus à des *faux pas du coït,* c'est-à-dire des ruptures superficielles de la muqueuse urétrale enflammée pendant le coït ou à des lésions provoquées par une *sonde à demeure* trop rigide ou laissée trop longtemps.

Dans la portion scrotale et périnéale siègent les rétrécissements consécutifs à la *sclérose de la blennorragie chronique.* Ils sont multiples, d'autant plus serrés qu'ils sont plus profonds et précédés d'autres rétrécissements dans la région pénienne. Un rétrécissement profond, unique, dur, serré, non précédé de coarctation dans la région pénienne, accompagnée d'une induration très nette perçue par le palper extérieur, avec une déviation parfois considérable de l'axe du col, est d'origine *traumatique* dû à une chute ou à un coup sur le périné.

Un obstacle mou, dépressible, siégeant sur la paroi inférieure, douloureux et amenant par le simple contact de l'olive un suintement sanguin, est une cicatrice de *fausse route* dans le cul-de-sac du bulbe.

Après avoir ramoné le plus possible avec l'olive le canal, de manière à le débarrasser de toute sécrétion et fait quelques lavages à canal ouvert jusqu'à ce que l'eau redevienne indemne, on explore la portion rétro-sphinctérienne qui ne donnera que des renseignements peu nombreux.

Au point de vue sensibilité, l'exagération dans la région membraneuse indique soit une *inflammation* située en arrière du sphincter, soit une extrême *nervosité* du sujet. C'est dans ces cas qu'on a eu à vaincre un spasme plus considérable pour franchir le sphincter. Dans la région prostatique, qui est à l'état normal insensible et indolore, l'exagération de sensibilité, se traduisant au passage de l'olive par des cris, de l'agitation du malade, qui croit uriner malgré lui, indique des phénomènes inflammatoires, soit dans la muqueuse, soit dans la glande elle-même. Dans ces cas, le talon de l'instrument ramène une sécrétion blanchâtre, laiteuse.

L'olive de l'explorateur, dans la région rétro-sphinctérienne, peut être arrêtée par les rétrécis-sements cicatriciels dus à un *arrachement* ou à une *section* des parois urétrales par une branche du pubis fracturé.

Les antécédents, l'apparition rapide des acci-dents auront fait faire le diagnostic bien avant l'exploration.

Quand elle est arrêtée dans la prostate sans qu'il y ait douleur, — *hypertrophie* de la pros-tate dont le lobe moyen ou un lobe latéral hyper-trophié barre ou dévie le canal urétral, — le toucher rectal, l'âge du malade, la nature des troubles de la miction, auront déjà fourni pres-que tous les renseignements nécessaires.

Quand l'olive détermine dans la région pros-tatique une douleur très vive, si les accidents sont survenus au cours d'une blennorragie, à la suite d'excès ou d'écart de régime surtout ; si le doigt rectal sent dans la partie douloureuse de la

5.

prostate un point de fluctuation, c'est à peu près sûrement un *abcès prostatique* à saillie sous-muqueuse.

La boule est arrêtée dans la prostate, il y a douleur, le talon ne ramène que du sang. Le toucher rectal montre une prostate sénile avec *fausse route* antérieure dans laquelle l'olive s'engage.

Si la boule est arrêtée dans la prostate, s'il y a douleur, si le talon ramène du sang et du pus, si l'olive est sentie séparée du doigt rectal par une mince épaisseur, il y a *collection prostatique* ouverte dans l'urètre ; on recherchera s'il n'existe pas en même temps un orifice s'ouvrant dans la cavité rectale ; si, au contraire, l'olive ramène du sang après avoir perçu des rugosités et a été séparée du doigt rectal, par une grosse épaisseur, il y a *cancer de la prostate*.

Si ces accidents sont survenus au cours d'une blennorragie, et si le pus s'évacue facilement sous forme de petites éjaculations, c'est un *abcès sous-urétral* d'origine inflammatoire ; si l'ouverture est dans la région membraneuse et dans le rectum, c'est qu'il y a en même temps *phlegmon périprostatique suppuré*.

Si le spasme membraneux est très fréquent,

si, par le toucher rectal, on trouve une sensibilité glandulaire très vive, une hypertrophie généralement unilatérale, des bombures nettes très limitées, une infiltration des vésicules séminales et du bas-fond de la vessie devenu dur et douloureux, l'abcès est d'origine *tuberculeuse* et les accidents aigus sont dus à un phlegmon périprostatique secondaire.

Dans les deux urètres, l'explorateur pourra rencontrer des *calculs* ou des *corps étrangers*, dont le contact avec l'olive donne une sensation particulière; il permettra de savoir s'ils sont mobiles et peuvent être refoulés ou s'ils sont encastrés.

Dans quelques cas relativement rares, il faudra compléter l'examen par l'**endoscopie**. Celle-ci ne devra jamais être employée dans les accidents aigus où elle est inutile, douloureuse et dangereuse. Elle ne devra être utilisée que si l'on suppose une lésion localisée dans une partie restreinte du canal ou si l'on soupçonne des végétations ou granulations au voisinage du bulbe (abcès glandulaires).

EXAMEN CLINIQUE D'UNE FEMME
VENANT CONSULTER
POUR UN ÉCOULEMENT URÉTRAL

L'examen clinique d'une femme atteinte
d'écoulement urétral est plus simple que chez
l'homme et peut se faire très rapidement.

Pour fournir les résultats les plus certains,
il doit être fait alors que la femme n'a pas uriné
depuis longtemps et sans qu'elle ait fait aucune
toilette des organes génitaux.

La femme doit être placée dans le décubitus
dorsal sur le lit à spéculum.

On recherche d'abord s'il n'y a ni intertrigo ni
œdème des grandes lèvres, puis on explore la
vulve, les petites lèvres, le vestibule, puis enfin
l'urètre ; après celui-ci on examine le vagin et
l'utérus.

La blennorragie chez la femme ne peut survenir qu'à la suite d'un coït avec un homme
atteint de cette affection, qui, au moment de l'infection était, dans la plupart des cas, à l'état su-
baigü ou chronique. Cette affection détermine
quelquefois des accidents aigus, le plus souvent

ils n'occasionnent que des troubles minimes à marche chronique d'emblée.

L'écoulement renferme quelquefois des gonocoques purs, le plus souvent ils sont associés à d'autres affections, et, pour peu que le début soit déjà éloigné, on n'en trouve plus dans l'écoulement.

Chez beaucoup de femmes, la blennorragie persiste pendant des mois et des années à l'état latent et ne redevient virulente que par accès de courte durée, déterminés par des excès de coït, des écarts de régime, l'apparition des règles.

I. — *Urétrite aiguë.* — Elle apparaît chez la femme dans les mêmes délais que chez l'homme. Après quelques heures de démangeaison et de prurit vulvaire, survient la douleur cuisante à la miction avec envies plus fréquentes, et exacerbations à la fin.

Au milieu des tissus de la vulve, irrités, suintants et dans quelques cas même sanguinolents, on aperçoit le méat urétral boursouflé, avec sa muqueuse rouge et en ectropion ; à son niveau suintent constamment quelques gouttes de liquide purulent.

Le doigt introduit dans le vagin sent un cordon dur et douloureux formé par le canal urétral enflammé. La pression exercée d'arrière en avant

fait sourdre une grosse goutte de pus, jaune verdâtre, très épais.

Cette manœuvre permet dans quelque cas
d'évacuer un *abcès périurétral* saillant dans la
paroi vaginale.

On voit quelquefois saillir entre les lèvres du
méat des *productions polypiformes*, qui sont dues
à une végétation de la muqueuse urétrale. Ces
polypes peuvent rester dans la partie profonde
de l'urètre et ne se traduire que par des phénomènes subjectifs (pissements de sang, dysurie,
envies fréquentes d'uriner).

Dans certaines formes d'infection très intense
il se fait une sorte de *périurétrite disséquante* et
le canal urétral flotte au milieu d'une atmos-
phère de pus. Ces formes sont surtout graves
par les déformations et les déviations de l'urètre
qu'elles laissent après elles.

II. — *Urétrite chronique*. — Elle n'a presque
jamais de signes fonctionnels. Mais l'index introduit dans le vagin et ramené d'arrière en avant
en comprimant légèrement l'urètre contre la
face postérieure du pubis amène au méat une
goutte de pus, si la femme n'a pas uriné depuis
longtemps. Si cette manœuvre ne réussit pas,
on peut ramener l'urètre avec une grosse olive

exploratrice ou même, si on craint quelque supercherie de la malade, on peut, en écartant les lèvres du méat, soulever avec une petite valve la paroi supérieure, et voir descendre du pus des follicules de la paroi inférieure.

Chez certaines malades atteintes de lésions très anciennes l'urètre est transformé en un canal rigide immobilisé dans tous les sens, et dont l'orifice reste toujours largement béant.

COMPLICATIONS DES ÉCOULEMENTS URÉTRAUX DE LA FEMME.

1° Infection des glandes situées au pourtour du méat. — Au pourtour du méat urétral on aperçoit cinq, six orifices glandulaires; quatre sont situées au pourtour direct de l'orifice, deux autres sont le plus souvent de chaque côté de la partie inférieure du vestibule. Quand ces glandes sont envahies par le processus blennorragique, ce qui arrive assez souvent, elles donnent la sensation d'un grain de plomb encastré dans la muqueuse. Quand on exerce sur elle une pression avec le doigt, on en fait sourdre une goutte de pus épais et visqueux. L'infection peut rester très longtemps après l'accident primitif localisée dans ces glandes, qui déversent leur sécrétion microbienne sous la moindre pression, et jouent un rôle important dans la transmission de la blennorragie.

2° Infection de la muqueuse vulvaire et vestibulaire. — Les petites glandes de la région vestibulaire peuvent être infectées par la blennorragie. Elles présentent des petites masses arrondies peu volumineuses, mais qui déversent à la surface de la muqueuse une goutte de pus, quand elles sont soumises à une pression même légère. Ces folliculites, fréquentes dans les formes aiguës, sont plus rares à l'état chronique.

Les glandes de Bartholin peuvent être atteintes de suppuration aiguë ou chronique ; dans le premier cas, la grande lèvre est volumineuse, tuméfiée, très douloureuse à la pression et semble dédoublée par une collection fluctuante ou rénitente, son orifice est généralement obturé et il est rare que la pression en fasse sourdre une goutte de pus. Les bartholinites chroniques présentent une augmentation de la grande lèvre tantôt molle, œdémateuse, tantôt scléreuse et dure. Au milieu de la gangue, on perçoit une masse allongée, parallèle au grand axe de la lèvre de surface bosselée, irrégulière, comme parsemée de granulations inégales. Une légère pression fait souvent sourdre par l'orifice glandulaire un liquide franchement purulent, tantôt séreux, mais toujours d'odeur infecte. Dans cette masse se font de temps à autre des poussées aigües se terminant par un abcès qui s'ouvre généralement à la face muqueuse de la grande lèvre et laisse souvent à sa suite un trajet fistuleux, par où s'écoule un liquide septique.

La muqueuse de la vulve et du vestibule présente des lésions irritatives sur lesquelles il n'y a pas lieu d'insister ici. Il faut cependant noter que, sous cette influence, elle présente des érosions qui pourraient à première vue égarer le diagnostic.

3° **Infection de la muqueuse vaginale**. — Ces lésions constituent la vaginite ; elles peuvent être aiguës ou chroniques. La première présente des signes nets ne permettant pas l'hésitation. L'écoulement verdâtre, irritant, tachant et empesant fortement le linge ne saurait être confondu avec la leucorrhée. Dans les cas récents il renferme des gonocoques, mais bientôt ceux-ci disparaissent et on ne trouve que de l'infection secondaire. La vaginite chronique est plus délicate à dépister ; elle reste très souvent latente pour se réveiller pendant quelques heures ou quelques jours et revêtir les caractères de vaginite aiguë sous l'influence des règles et de fatigues. C'est dans les culs-de-sac vaginaux qu'elle se localise en dehors de ces effervescences. C'est là qu'il faudra rechercher l'écoulement purulent dont l'examen microscopique décélera la nature. Ces lésions s'accompagnent souvent de polyadénites inguinales, bilatérales et indolentes.

4° Infection de la muqueuse utérine et de ses annexes — Ces complications très fréquentes se présentent avec les caractères ordinaires des métrites et des salpingites. Leur caractéristique est de survenir à la suite des lésions blennorragiques de l'appareil génital superficiel, de renfermer au début des gonocoques dans leur sécrétion, enfin de présenter une évolution très rapide qui en augmente beaucoup la gravité.

Il ne faut pas oublier que ces infections blennorragiques sont des causes fréquentes d'avortement et de stérilité.

5° Infection de la vessie, des uretères, du rein. — La cystite blennorragique ne présente pas, chez la femme, des symptômes fonctionnels différents de ceux que nous avons signalés chez l'homme. Mais la connexion étroite du vagin et de la vessie permet d'apprécier par le toucher la sensibilité de la paroi vésicale, surtout au voisinage du col, où la pression du doigt détermine de la douleur et de l'envie d'uriner.

Chez la femme, le toucher vaginal permet également d'explorer l'urètre dans sa portion pariétale et dans sa portion pelvienne. Dans un certain nombre de cas de troubles de la miction, sans lésion correspondante de la vessie, il est possible de sentir des modifications de l'uretère, qui donne au doigt la sensation d'un cordon dur, douloureux, et dont la pression détermine chez la malade l'envie d'uriner. Ce cordon se dirige en arrière et en dehors et peut quelquefois être perçu dans son trajet intrapariétal.

Les manifestations de pyélite et de néphrite ne revêtent aucun caractère spécial chez la femme.

9.011-1900. — CORBEIL. Imprimerie ÉD. CRÉTÉ.